たった10日のミラクル・ダイエット
「やせる舌」をつくりなさい

味博士
鈴木隆一

青春出版社

はじめに――あなたの「舌」、じつは異常かもしれません

ファストフードや外食、できあいの惣菜……。

すぐ食べられて便利ではありますが、これらは味がとても「濃い」食べ物です。

私は「味覚のプロ」としてさまざまな研究をしています。

あらゆる食べ物や飲み物の味について特殊な機械で分析し、「甘い」「しょっぱい」「酸っぱい」「苦い」といった味覚を数値で「見える化」するといった研究もしています。

そんな私自身、味覚はもちろん視覚的にも「味」の強弱というものに敏感になっているせいか、外食で出される味噌汁なんて、薄めてもらわないと口にできません。

あまりに濃くて、舌が拒否してしまうのです。

飲食店のテーブルには、客が味を調整できるようにポットを置いておいてほしい(中

身はお湯でなくて、だし汁であればもっと理想的）と、いつも密かに願っているくらいです。

市販の納豆パックについている「タレ」も、1袋すべてかけるという方もいらっしゃるようですが、私はほんの少し（4分の1程度）で十分です。

もし、あなたが外食やファストフードなどを「美味しい、美味しい」と違和感なく食べているとしたら、

「あなたの舌は異常になっている！」

と断言できてしまいます。

そして、こういう「異常な舌」（味覚）を持っていると、自分が十分に栄養を摂れているかを自覚できず、「もっと欲しい、もっと欲しい」とたくさんの量を求めてしまうようになるんです。

「えっ、舌が異常……!?」と、驚いた人もいらっしゃるかもしれませんね。

でも、安心してください。

味覚というのは、何度でもリセットする（＝正常に戻す）ことができるんです。

なぜなら、舌の細胞は生まれ変わるから。

今、濃い味やジャンクフードに慣れている人であっても、自分の味覚をリセットできれば、薄味の料理を美味しいと感じられるようになります。

舌の細胞が生まれ変わるサイクルは、約2週間（20代くらいまでの若い世代だと10日程度）と言われています。

この期間だけ、ちょっとした工夫をして舌をリセットできれば、3週間目からは、なんとびっくり！

今まで「美味しい、美味しい」と食べていたものを、舌が受け付けなくなります。つまり、早ければ10日で舌が変わってしまうということ。

このとき、あなたは**「やせる舌」の持ち主**になっているのです。

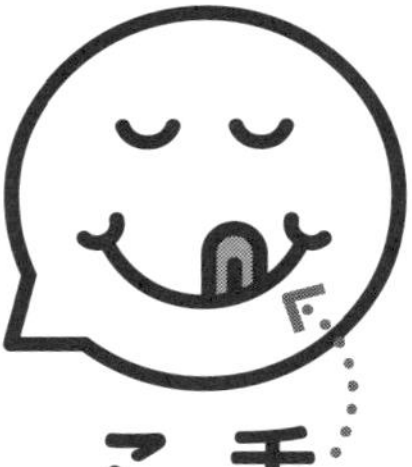

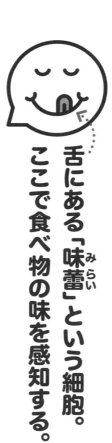

舌にある「味蕾《みらい》」という細胞。
ここで食べ物の味を感知する。

◎この舌の細胞は、
10日～2週間で生まれ変わる。

↓

◎味覚をリセットして「やせる舌」に！

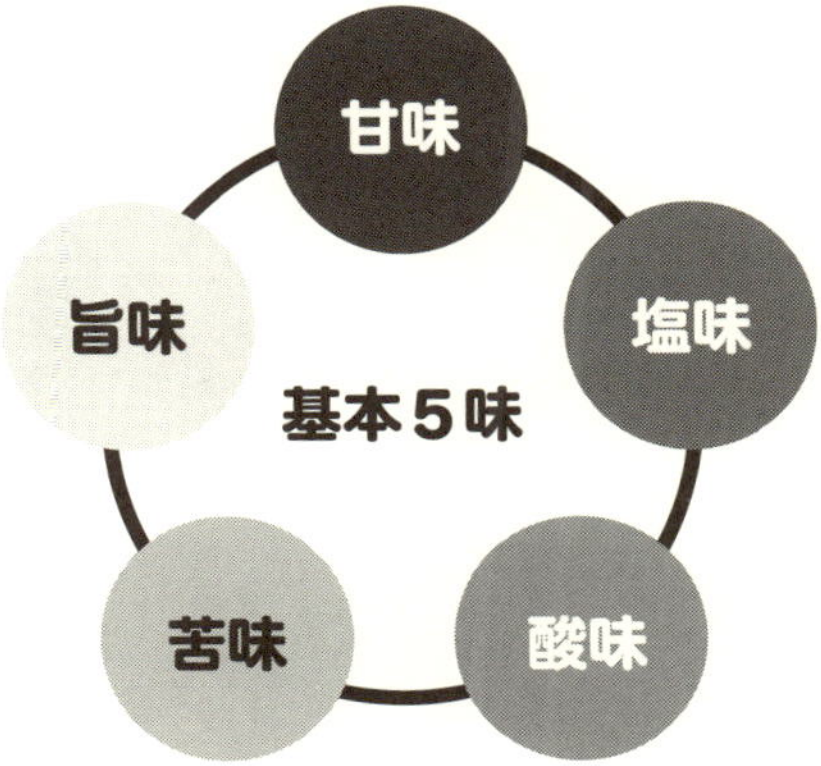

◎「やせる舌」に生まれ変わる。

⬇

◎必然的に、食べる量が減る。
かつ、体が本当に欲している美味しさと栄養分を、適度に摂取できるようになる。

⬇

◎そして、食べる量が減るので、摂取カロリーも自然と減る。

⬇

◎余分な体重が減り、体型も自然とスッキリする。

⬇

◎さらには、「太っている私」や「食べすぎてしまう私」について、くよくよ悩むことがなくなる。

こうして、体だけでなく心まで健やかになっていくのを感じることでしょう。

味覚をリセットすることで、痩せていく。

この減量法を、私は**「やせる舌ダイエット」**と名付けました。

今まで食事制限やエクササイズなど、苦しい思いをするような方法に挑戦して失敗続きだった方にこそ、試してほしいダイエット方法です。

「薄味ではグルメの楽しみが半減してしまうのではないか」と心配している方も、安心してください。味覚は自分の意識次第で、鍛えていくことができます。

いったん鍛えてしまえば、薄味でヘルシーな料理で充分美味しく満足できるようになるんです。


「やせる舌ダイエット」の要は、味覚力をアップさせること。

つまり、「甘い」「しょっぱい」「酸っぱい」「苦い」といった感覚のセンサーを敏感にさせることです。

この本では、**味覚力をアップさせるためのさまざまなメソッド**を紹介していきます。

まずは10日間、チャレンジしてみませんか？

あなたの「舌」は敏感？　鈍感？

診断リスト

当てはまるものにチェックを入れてください。

- ☐ スナック菓子を毎日食べている
- ☐ チョコレートとポテトチップスを交互に食べるのが大好き
- ☐ 市販のサラダについているドレッシングは１袋全部かけている
- ☐ 市販の納豆パックについているタレは１袋全部かけている
- ☐ 刺身は１切れずつ両面に醤油をつけて食べるのが好き
- ☐ 調味料をかけずに餃子を食べるなんて考えられない
- ☐ 目玉焼きに何もかけないのはありえない
- ☐ 外食で「味濃いな」と思うことがほぼない
- ☐ 定食屋の味噌汁はふつうに美味しいと感じる
- ☐ ラーメン屋のスープはすべて飲み干す

いくつチェックが入りましたか？ 計　　　個

☑ 1個以下の人は……

素晴らしい味覚！
この敏感さを保ってください

☑ 2～4個の人は……

問題がないように見えますが、
もっと敏感になれますよ！

☑ 5～7個の人は……

要注意！
すでに相当、味覚が鈍感になっています！

☑ 8個以上の人は……

完全に味覚が鈍感になっています！
治療が必要です

たった10日のミラクル・ダイエット
「やせる舌」をつくりなさい

目次

1章 そもそも「味覚」とは？
――私たちはこうして「美味しさ」を感じている

目次

2章
これは危険！食欲がどんどん増していく、恐怖の食習慣

3章

これで大満足！ 薄味でも、少量でも満たされる「やせる舌」のつくりかた

4章

さあ、「やせる舌ダイエット」に挑戦しよう！

5章 もうリバウンドしない！ 理想の「やせる舌」をキープする方法

6章

カロリーや量はじつは重要じゃなかった！ ダイエット常識のウソ・ホント

Column

カバー・本文イラスト　Pranch/Shutterstock.com
本文デザイン　浦郷和美
本文ＤＴＰ　森の印刷屋

そもそも「味覚」とは？

——私たちはこうして「美味しさ」を感じている

1章

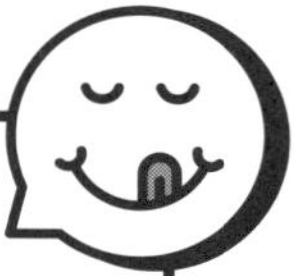

甘いもの好きだから太る？
太っているから甘いもの好き？
答えは「どっちも」！

「味覚」というと、「個人的な〝好み〟の問題」と思っている人も多いかもしれません。

でも実は、「味覚」と「体型」には密接な関係があります。最近の研究で「太っている人ほど甘いものや味の濃いものが好きになる傾向がある」ということがわかってきているんです。

ある研究（※）では、「体脂肪率もBMI（肥満度）も高い人ほど、家庭で食べる料理の味付けが濃くなり、濃い味を好む」ことがわかりました。

たとえば「麺のスープをどれくらい飲むか」という質問で、体脂肪率もBMIも高い人ほど「スープを飲む量が多い」と答えたのです。ほかにも、体脂肪率が高い人ほど「野菜に含まれるビタミンなどの栄養素を好まない」「甘味を好きになる」「塩味や旨味を好まなくなる」という結果も出ました。

考えてみれば、「甘いものが好きでたくさん食べている」→「糖分をたくさん摂っている」→「肥満になる人が多い」のは当然で、味覚と体型が関係しているのは必然と言えます。ということは、「味覚を変えられたら体型も変えられる！」ということになってきます。

※神奈川工科大学の高尾秀伸教授らが、男子大学生32人の食事・BMI・体脂肪率などを調査

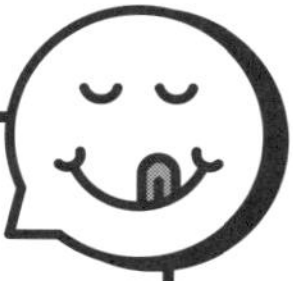

「これ、まずい！」「美味しい！」は、舌にある「穴」が判断していた

人間は、食べものの「味」をどのように感じているのでしょうか。

舌の構造を見てみると、表面にざらざらした突起があります。

専門的な話になってしまいますが、この突起にはいろいろなタイプがあって、①舌の先から3分の2は「茸状乳頭《じじょうにゅうとう》」、②舌の奥のほうは「葉状《ようじょう》乳頭」、③舌の全体にわたるのが「糸状《しじょう》乳頭」です。
①②には、「味蕾《みらい》」とよばれる器官があり、ここで私たちは「甘い」「しょっぱい」「酸っぱい」「苦い」などといった味を感じています。
味蕾は「味孔《みこう》」とよばれる穴が空いた状態になっています。そこに「味物質」が入ると、「味細胞」を通って脳の味覚中枢へと信号が伝わり、脳が「美味しい／まずい」などと判断しているのです。

味孔の数は、なんと約1万個もあるといわれています！

これらの穴からどのような刺激が来るかによって、私たちの食の好みは決まっていくのです。

ストレスを感じていると、いつもより「甘さ」に敏感になる

～基本5味その①「甘味」～

子どもは甘いものが大好きです。生まれて初めてケーキやチョコレートを食べたとしても「この味、好き！」と感じるのは、甘いもの＝「自分にとって必要な味」であることを本能的にわかっているからです。

砂糖などの糖類は、体内でエネルギー源となる、生きていくうえで重要な物質です。ケーキやチョコレートを食べれば、糖分を多く摂れる。つまり「甘さ」を感じることで、生きるうえで有利な食べ物を自分で選べるようになる。より多くの子孫を残せる。人間が「生き延びる」ために甘さを感じる能力が発達したというわけです。

不安やストレスを感じると、甘いものを食べすぎてしまう……という方もいるかもしれません。ある実験では「不安を感じやすい人ほど甘味の感受性が高い」という結果が出ています。ストレスという刺激に体が急速に対応しようとし、糖分（＝エネルギー源）を特に必要とする。そんな傾向があるようです。

「甘味を感じやすい人ほど、甘いものを摂っている」という研究結果もあります。ストレスを感じて甘いものを食べ、だんだん甘味を感じやすくなり、また甘いものを欲しがる。――そんな悪循環が生じてしまいます。よく甘いものが欲しくなる人は、お菓子に手を伸ばす前に、ストレスを発散したほうがいいかもしれません。

「しょっぱいもの」を求めるのは、生きている証！

～基本5味その②「塩味」～

現代人は塩を摂りすぎだといわれますが、塩分は人間の生命にとって大切な成分。食塩はミネラル分を多く含み、体内の水分バランスを保ってくれます。また、塩分が足りないと、めまいがしたり、食欲がわかなくなったりしてしまいます。

とはいっても、塩分の摂りすぎは肥満や高血圧にもつながってくるので要注意。

簡単にできる減塩方法を3つ紹介します。

①隠れ塩分量を減らす……塩を生地に練りこんだものや、ほかの味覚が強い料理では、「しょっぱくないのに実は塩分が高い」となりがち。食品の外側に味がついていると、舌が塩味をとらえやすいので、塩で味付けするなら「調理の最後」に。

②旨味の高い食品を使う……「旨味」を「塩味」と勘違いする人も多い。だしの旨味を利用すれば、塩を入れなくとも満足できる味になる。トマトやきのこ、牛乳など、旨味の高い食材を取り入れるのも効果的。

③薄味に慣れる……濃い味に慣れてしまうと、だんだんと薄い味がわかりにくくなる。意識的に薄い味付けの料理を選べば塩分の摂りすぎを予防できる。

心身ともにお疲れの人は「酸っぱいもの」に癒されて

～基本5味その③「酸味」～

酢の物やマリネなど酸っぱいおかずが苦手な人がいます。

これは人間にとって「酸っぱい」＝「腐っている」というシグナルだから。「食べると危険！」なものを察知するために「酸味」という味覚が発達したのです。「酸味」を好きになれないのは本能的な反応なのです。

それでも、酸っぱいものを「さっぱりした美味しいもの」として感じるときもあります。たとえば、スポーツをして汗をかいた後には、酸味を感じる力が少なくなり、酸っぱいものをさっぱりした美味しいものと感じるようになります。炭酸飲料やレモネードなど、疲れたときにさっぱりしたドリンクを飲みたくなる人もいるでしょう。

「疲れ」とは、細胞が活性酸素による酸化ストレスでダメージを受けてしまっている状態。そんなとき、体は酸っぱいものを求めるようになります。

レモンやお酢などに代表される「酸っぱさ」は、クエン酸という成分がもとになっています。ダメージを受けた細胞を修復するのに一役買っている成分です。疲れているときは、このクエン酸を求めて、体が酸味を欲しがるのですね。

体が疲れているときはお酢や梅干しもおすすめ。精神的にお疲れの場合はレモン、グレープフルーツ、キウイなど果物の香りとクエン酸に癒されてください。

タバコを吸うと「苦味」がわからない味オンチに

～基本5味その④「苦味」～

子どもの苦手な食べものナンバーワンといえば、ピーマンです。ピーマンは「苦味」が特徴ですね。苦味は「その食べ物が毒物かもしれない」という警告なので、小さな子どもは、本能的に苦味を避けているのです。

苦味の受容体は、有害かもしれない食べものを感知するために発達しました。

逆に、野菜など植物の立場からしてみると、苦い味になることで、ほかの生物から食べられにくいようにしているのです。動物も植物も、生き残るために必死に工夫しているのですね。

「タバコを吸う人は味がわからない」と耳にしたことはないでしょうか。喫煙者が苦味を感じにくいことは、すでに研究で証明されています。喫煙すると、タバコの化合物が舌に蓄積して、味覚センサー（味蕾）の再生を阻害してしまうようなのです。特に、「苦味」を感じにくくなるそう。非喫煙者に比べて、喫煙者にブラックコーヒーを好む人が多いのも納得です。

恐ろしいことに、禁煙したとしてもタバコの影響は消えないようで、苦味を識別する能力が正常に戻るかはわかりません。食べものを美味しく味わうためには、タバコはやはり避けたほうがよさそうです。

「旨味」がわかるのは、日本人だけ!?

～基本5味その⑤「旨味」～

タンパク質やアミノ酸は私たちの体をつくり、活動するためのエネルギー源ともなってくれます。そんな重要な物質に「旨味」成分は含まれています。生きるために必要な成分だからこそ、人間の味覚は旨味を感じるように進化してきました。

「旨味」と聞いて日本人が想像するものといえば、「だしの味」です。1907年には池田菊苗博士が、昆布だしから「味の素」として有名な旨味調味料を発明しました。日本人にとってはなじみのある旨味ですが、ヨーロッパやアメリカなどでは長らく知られておらず、味覚は「甘味」「塩味」「苦味」「酸味」の4つだけとされ、旨味が本当に基本味のひとつなのかどうか、議論の的でした。

2000年になってやっとアメリカ・マイアミ大学のチームが舌で旨味を感知する受容体を発見し、晴れて基本5味のひとつとなったという経緯があります。

日本のだしは、昆布やかつお節などから「旨味だけ」を抽出しますが、外国のだしは、フランスのブイヨンのように肉や野菜などさまざまな食材を煮込むため、甘味や塩味も含んだ複雑な味わいになるのです。

また、昆布など海藻を消化できるのは日本人だけといわれています。外国人にとって、だしの旨味は感じにくいものなのです。

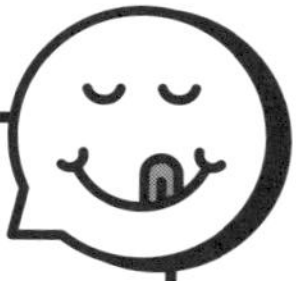

「脂肪の味」がわからない人は、太りやすい!?

近年、「脂肪だけでも味がする」という主張があります。

オーストラリアの研究では、被験者に「脂肪の味を感じるか」調べる実験を行ったところ、味を感じる濃度に違いはあったものの、全員が「脂味」を感じることができました。

「脂肪の味に対して敏感であればあるほど、太らない」という研究結果もあります。普段からあまり脂肪分を含まないものを食べていると、脂味に対して敏感になります。逆に、普段から脂肪分を多く含んだものを食べていると、脂味の感受性が鈍くなってしまいます。「普段から脂肪を食べている人はさらに太りやすい」というから、怖い話です。

現代ではとかく悪役とされがちな脂肪（脂質）ですが、もともとは、炭水化物やタンパク質と並ぶ3大栄養素のひとつ。臓器や骨を守り、エネルギーを貯蔵することができる重要な栄養分ですから、摂りすぎてもいけませんが、摂取しないのも大問題。脂肪分が食べたいときにおすすめなのは、サバや鮭、マグロなど。これらには良質な脂肪が含まれています。

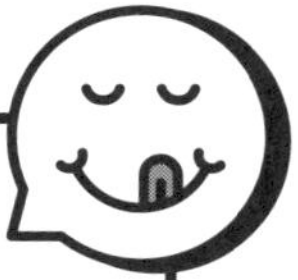

当然だけど、
食べたことが少ない料理は
「美味しい」かどうか、
わかりづらい

味噌汁、すまし汁、煮物といった和食に使われている「だし」。日本人にとっては親しみのある味ですが、外国人にとってはなかなか判別しにくい味だと言われています。これは日本人の味覚が特別に鋭いわけではなく、「食経験」の違いによるものです。

たとえば、日本人でインド料理とネパール料理の違いがわかる人は多くありません。どちらの料理も食べたことが少ない、という場合、その差はわかりづらいのです。

世界の食文化を「味覚」の観点から比べてみると、まず中国は、日本と同様に醤油の使用量が多く、化学調味料も使うので、日本の食文化とやや似ています。ですが、香辛料や辛味野菜に関して言えば、ネギ、ショウガを使うことの多い点が異なります。

インドは何と言っても、唐辛子やクミンなどの香辛料の使用量が非常に多いです。これは、コショウやショウガの原産地で、スパイスを多用する味覚を持つため。

ヨーロッパでは香味野菜として、オニオンやパセリを用いるのが特徴。同じヨーロッパでも、イタリアでは小麦、ぶどう、オリーブなどの植物性の食材を使う一方、ドイツはもともと狩猟民族の国なので乳製品や肉が主な食材となっています。そしてアメリカは、世界各国の移民によって成立した国なので、非常に多様性に富んでいます。

ざっくり挙げてみましたが、国によってこれほどまでに食文化が違うんです。

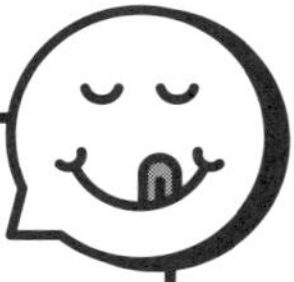

味覚は年齢によっても変化していく

子どもの頃、おじいちゃん、おばあちゃんの家で出されるお菓子をあまり好きになれなかった……。そんな経験はありませんか？　好きな味は世代によって変わります。子どもの頃は洋菓子が大好きでも、年を取ると和菓子へと好みがシフトしたりします。

世代別の嗜好食品の調査（※）があります。予想どおり、子どもは和菓子の嗜好度が低い（好まない）反面、高齢者は好み、また子どもはポテトチップスを好む反面、高齢者は好まないという結果になっています。子どもは他の世代に比べてわかりやすい「甘味」を好み、年齢が上がるに従って「甘味」の嗜好度が下がるそう。また、大学生は「塩味」「酸味」「苦味」に関して、他の世代よりも嗜好度が高かったそうです。反面、高齢者の場合は「苦味」への嗜好度が高く、年代が上がるにつれ「苦味」を好む傾向があります。

「旨味」「塩味」「旨味」は体のエネルギーのもととなる味。子どもが好きなのも頷けます。対して「苦味」「酸味」は食べるうちに慣れ、好きになっていく味です。

味覚は食経験により変化していくので、年齢が上がるほど、さまざまな味を楽しめるようになるのかもしれませんね。

※宇都宮大学教育学部が2013年に発表した「世代間における味覚感度の比較」

ジャンクフードが流行り、味覚オンチが増えている

若い世代は、本能的に苦い食べものを嫌います。とはいえ、ここ数年の若い世代の「苦いもの嫌い」「甘いもの好き」は行きすぎています。ビールなどのアルコール飲料が苦手な人も増え、若者の味覚の変化が指摘されています。

ある調査（※）で、こんな結果が出ました。目隠しで水溶液をなめて「甘味」「苦味」「酸味」「塩味」のどれを感じるか？　とテストしたところ、大学生の正答率は5割弱、高校生に至っては3割程度にすぎなかった、というのです。若いほうが「味蕾」が新鮮な状態ですから、本来は敏感な味覚を持っているはず。「ワインを飲んで、ぶどうの品種を当てる」といった食経験が試されるテストならまだしも、単純に「ある特定の味を感じるか否か」というテストは得意なはずなのに、この結果は驚きです。

若者が味覚オンチになったのは、偏食や最近の「濃い味ブーム」、とくに調味料・添加物がたっぷり入っているジャンクフードの影響が大きいです。添加物を大量に使っていると、味覚を正常に保つのに必要な「亜鉛」の吸収を妨げてしまうのです。

意識しないかぎり、味覚はどんどん衰えていきます。このままいくと、若い世代やその子どもたちが味覚を判断できなくなる日がくる!?　という恐れもあるのです。

※東京ガスが2016年に行った、首都圏に住む若者510人を対象にした調査

鼻がつまっていると
ダイエットしづらい!?

～味覚と嗅覚の関係～

味覚は舌で感じるものですが、お肉がこんがり焼けた匂いなど、良い匂いのものを美味しく感じるように、人間が感じる「美味しさ」には匂いも関わっています。

たとえば、納豆やセロリ、パクチーなど、匂いが強い食材は、苦手なひとも多いもの。また、風邪で鼻がきかなくなったときなど、「食べ物が美味しくない」と感じる時期もあるはず。これは総合的な味の評価のひとつに「嗅覚」も関わっているからです。

19～26歳の大学生を対象にした調査（※）で「鼻をつまんでいると、どれだけ味を感知できないのか」を調べたところ、「甘味」「旨味」「塩味」については、鼻をつままないほうが、鼻をつまむよりも味の感覚と強さが増したそうです。

また、味を判別するときに嗅覚情報を手がかりにしていることもわかりました。つまり、匂いから「こういう味だ」と予想することで、その味を簡単に感知できるようになる、ということです。風邪をひくと味がわかりにくくなるのは、匂いを感じられないことで味の感度が下がっているのに加え、嗅覚情報がないことで味の判別が遅れているためなんですね。

「やせる舌ダイエット」は、体調が良いときに始めるのがいいかもしれません。

※産業技術総合研究所人間情報研究部門が2013年におこなった実験

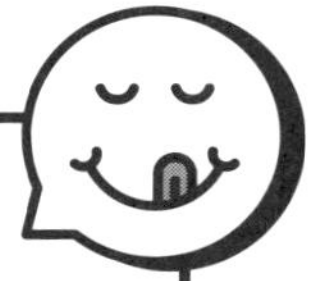

塩分控えめにしたいときは赤や緑のランチョンマットを

～味覚と視覚の関係～

人間の体で味を感じる器官といえばもちろん「舌（味覚）」ですが、「目（視覚）」も美味しさに影響します。見た目のよい料理のほうがやはり美味しそうに見えるものですが、食器の下に敷くランチョンマットによっても味の感じ方が変わるようです。

味の感じやすさは人それぞれですが、マットの色により、次のように変わります。

◎赤……塩味を感じやすくなる
◎青……甘味を感じやすくなる
◎緑……甘味・塩味を感じやすくなる

塩分控えめにしたい方は、赤や緑のランチョンマットを敷くことで物足りなさを軽くできる可能性がありますし、甘いものを食べる場合は、青や緑のランチョンマットだと少ない量ですみそうです。

また、年齢や性別によっても美味しそうだと思う色は変わります。幼稚園児の男の子には、白・黒・濃い紫が人気。女の子はピンク・橙色・赤・薄い緑に票が入りました。自分が好きな色を選んでいる様子がうかがえます。これが大学生になると、赤・緑・白を男女ともに「美味しそう」と思うように変化。成長するに従って自分の好きな色より「一般的に美味しそうな色」に好みが変化したのでしょう。

好きな音楽を聴いていると「美味しさ」がアップする

～味覚と聴覚の関係～

飲食店を選ぶとき、店内のBGMって大事ですよね。静かな音楽、うるさい音楽……聴く曲によって、美味しさの感じ方が変わった経験がある人もいるかもしれません。味を受け取るのは「舌」ですが、美味しさを感じるのは「脳」ですから、聴覚と味覚も関連します。

被験者に数種類の音源を聴かせながら「甘味」の感受性の変化をみた調査では、自然音のCDを聴いた人は「甘味」の感受性が下がる結果が出ています。これは、CDのリラックス効果が高かったことで少々眠くなってしまったためと考えられています。

また、音楽の嗜好による影響については、モーツァルトを「好き」と回答した被験者は、「嫌い」と回答した被験者と比べて「甘味」を感じやすいことがわかりました。

「甘味」は心理的要因の影響を受けやすい味覚であるという報告もあることから、聴覚が味覚と直接関連があるというよりも、好きな音楽を聴いてリラックス状態になったことがこうした結果につながったと考えられています。

緊張すると唾液の分泌が少なくなる人も多いといわれています。唾液が少ないと味覚の感受性も下がりやすくなりますから、ご飯はできるだけリラックスした状態で食べたほうが満足できそうです。

Column 1

人間は生き延びるために「味覚力」が鍛えられた

人類は約 600 ～ 700 万年前に、それまで快適に過ごしていた木から降りて、地上で生活をしはじめたとされています。

その後、すさまじい進化を遂げた私たちの祖先は、地上を２足で歩けるようになり、脳を発達させていき、約 20 万年前には「ホモ・サピエンス」となりました。

そして、火や弓矢・言語を使用し、狩猟を行いながらも、採集も行い、植物性の物も食べ、脳の発達・道具の発明により、さまざまな物を食べる雑食動物に進化したのです。

このような進化を支えたのが「味覚」でした。昔の人は、植物を見ただけでは「それがどんな栄養成分なのか」わかるわけではありませんでしたから、周りにあるのは知らない食べ物ばかり……という状況もあったでしょう。

そこで、初めて見る植物を食べられるかどうか、どんな栄養があるか、見分ける必要が出てきたわけです。

私たちの祖先は、地上生活、氷河期など、常に新しい状況に対処して、新しい食べ物を発見・開発して絶滅を免れてきました。味覚が発達したことで「毒ではないか」「腐ってはないか」などを確認できるようになったのです。

味覚が発達してグルメになったおかげで、ほかの動物よりも優位に新しい食べ物を発見し、種として生き延びてこられたのですね。

これは危険！

食欲が
どんどん増していく
恐怖の食習慣

2章

「お腹がすいた」と感じるのは、空腹ホルモンのせい

私たちが「お腹がすいた」「すいていない」と感じるとき、体の中では何が起きているのでしょうか。

食欲の調整は2つのホルモンが司っていて、ひとつは「グレリン」という空腹ホルモン。これが分泌されると、人間は「お腹がすいた！」と感じ、もうひとつの「レプチン」という満腹ホルモンが分泌されると「お腹いっぱい！」となります。

こうしてホルモンが分泌されたとき、私たちは空腹と満腹を感じているのです。裏を返すと、ホルモンさえ分泌されれば、お腹の中に食べ物がいっぱいでも「お腹がすいた！」、まったく食べ物を食べてなくても「お腹いっぱい！」と勘違いすることも起こりうるのです。

また、寒い日に、甘いものを食べたくなった経験はないでしょうか？　これは、脳が「体内から熱を逃がさないために血管を収縮しなさい！」と筋肉に指令を出し、筋肉が「そのためにはエネルギー源が必要だ！　糖分と脂肪をくれ！」と叫んでいるから。つまり、体が冷えていると脳が甘いものを欲してしまうというわけです。

適度に体温を上げておくこともダイエットには必要なんですね。

食欲を抑える
「あえて同じ味ばかり食べるダイエット」

空腹だと何を食べても美味しかったり、逆にお腹がいっぱいのときは、何を食べても美味しくなかったりしませんか？

満腹になると「レプチン」というホルモンが分泌されて食欲が抑えられますので、このレプチンの性質をうまく使えば、食欲をコントロールできる可能性があります。

食欲があまり出ないような食べ方をすればよいのです。

たとえば、異なる種類の味覚（例：「甘い」＋「しょっぱい」）を同時に感じると、食欲がさらに刺激されてしまいますが、1食のメニューをあえて同じ調味料で（醤油のみ、ソースのみなど）味付けすると、早めにレプチンが分泌され、少ない量で食欲を満たすことができます。

そうはいっても、グルメは人類の楽しみのひとつ。同じ味ばかりだと物足りなさを感じますし、ストレスがたまると、逆に太りやすくなります。

人間の体はシンプルではありません。食欲を制御することは可能ではありますが、実践はきびしそうです。

「しょっぱい」↕「甘い」の
魔のループにはまるのは、
脳が「不満」だから

ダイエット中、特に避けたいのは「甘いもの」（甘味）と「しょっぱいもの」（塩味）の2つです。甘いものの摂りすぎは糖質過剰の原因になり、しょっぱいものの摂りすぎはむくみの原因になります。

「ポテトチップスを食べると、チョコレートを食べたくなる。そしてまたポテチに手が伸びて……止まらない！」という経験をしたことがある人も多いでしょう。脳は「甘い」（甘味）または「しょっぱい」（塩味）といった刺激を受けると、さらに刺激が欲しくなるので、食べる量が増えてしまうのです。特に、「甘い」↓「しょっぱい」の交互だと、脳が飽きることがないので止まらなくなってしまいます。

甘いもの、しょっぱいものは、それぞれ単独であれば食べ続けてもいつか飽きるのですが、交互に食べるとエンドレスで食べ続けられてしまいます。これは、脳が「満足」しないから。食事の満足感を決定する一番の要因は量やカロリーでなくて「味」なのです。

同じ調味料でのメニューを繰り返すなど工夫して、脳が早く飽きるようにしたいもの。「すごく酸っぱい」（強い酸味）とか「苦い」（苦味）といった刺激も、「甘い」（甘味）を欲してしまうことになるので、控えめにしましょう。

甘さ控えめな和菓子も、塩との組み合わせで中毒性あり

テレビを見ながらポテトチップスをぽりぽり。コーラを飲みつつ、あっという間に1袋食べてしまった、なんて経験をしている人も多いのでは。

お腹がすいているわけじゃないのにこうした行動に走ってしまうのには、ちゃんと理由があります。「やみつき」を誘発する味が存在しているのです。

基本的に食欲は満腹中枢が刺激されれば治まるのですが、脳を無視して食べ続けてしまう味があります。それが、「油脂」「アミノ酸」「甘味」などです。絶妙な「塩味」と「油分」を含むポテトチップスを食べて、シュワっとした炭酸の「酸味」と「甘味」のきいたコーラで洗い流す。最高の組み合わせですが、ポテチの塩味を消す「コーラ」↓コーラの刺激を和らげる「ポテチ」……といった具合に無限にループできる中毒性をはらんでいるのです。

和菓子も侮れません。味が繊細なイメージはありますが、たとえば塩大福は「甘味」も「塩味」も控えめのように見えて、塩味が甘味を引き立てることでクセになりやすい味となっています。また、チョコレート系の菓子。甘味だけなので飽きてくるかと思いきや、「塩味」を含むビスケットや棒状のスナックが加わるとエンドレスで食べられてしまいます。無限スイーツにはお気をつけて。

「甘いものは別腹」は本当だった！

「甘いものは別腹」とよく言われますが、実際に胃にスペースができて「別腹」ができます。

甘いものを食べて「甘さ」を感じると、脳では至福感、陶酔感をもたらす「β－エンドルフィン」（別名「脳内麻薬」）というホルモンが分泌されます。同時に「ドーパミン」というホルモンも分泌され、「食べよう」という意欲が出てきます。

やっかいなことに、実際に甘いと感じなくとも、その甘さ、美味しさを想像するだけでこれらの物質は出ます。今までの食経験をもとに「甘味」を想像できるからです。

そうすると、「オレキシン」という食欲促進ホルモンが分泌され、これから胃にくる食べ物を受け入れるために胃を緩ませて広くします。これが「別腹」の正体です。

エネルギーになりそうなものが口から入ると、体はそれをすこしでも蓄えておこうとします。これは動物的本能です。特に甘いものはエネルギーに変換されやすいため、本能的に「別腹」が生まれやすいともいえます。

ですが、昔と違って食べ物が溢れている現代、いつでも簡単に食事が摂れるのに、体にため込む必要はありません。動物的本能のままに食べあさるのは、現代の人間としていかがなものかと思います。

「ながら食べ」だと脳は満足できません

お菓子をつまみながらテレビを見たり、カフェオレを飲みながら読書したり……。日常でよくしてしまう「ながら食べ」ですが、これはダイエットにとっては危険です。

生きていくエネルギーを得るために食事をするわけですが、「今エネルギーが必要かどうか」を判断するのは、お腹ではなく、脳です。私たちの脳はどれくらいお腹に食料がたまっているかを確認しつつ、視覚、嗅覚、味覚などの五感を使って満腹感や食事への満足度を感じます。

ところが「ながら食べ」だと、興味が分散してしまい、食事に集中できません。目や鼻、舌から入ってくる情報が少なくなり、脳の満腹中枢も刺激されません。また、他のことをしながらごはんを食べると、噛む回数も減ってしまいます。

「やせる舌」をつくりたいなら、ごはんの時間は食事だけに集中してください。しっかり時間をかけて味わえば、脳も満足します。

もちろん、誰かとしゃべりながら……という「ながら食べ」ならＯＫ。美味しいメニューの話題で盛り上がれば、味覚の感度が上がります。

ストレスがたまると、やけ食いしてしまうのもホルモンのせい

ストレスがたまって、やけ食いしちゃった……なんて経験ありませんか？

なぜ、ストレスがたまると食べすぎてしまうのか。原因はさまざまですが、そのひとつとして、ホルモンとの関係が挙げられます。

人はストレスを感じると、物理的であっても精神的であっても、体のダメージを修復しようとします。その際、副腎皮質から「コルチゾール」というストレスホルモンを分泌させます。このコルチゾールが分泌されると、全身の細胞でアミノ酸や脂質を急速に使い、エネルギーやグルコース（ブドウ糖）をつくり出します。ストレスに対応するためにエネルギーをたくさん確保しようとするわけです。

こうして体を回復させるのにアミノ酸や脂質が多く必要になるため、脳から「ごはんをたくさん食べなさい」という命令が出るのです。

また、コルチゾールが多すぎると「レプチン」という食欲を抑えるホルモンが減少し、満腹感を感じにくくなります。

ダイエットのためにはストレスを発散することも重要です。適度な運動や息抜きもダイエットの一環として取り組んでみてくださいね。

「ビールを飲むと太る」のは、
ビールというより、
おつまみのせい

「とりあえずビール！　で乾杯したら、つい食べすぎてしまった」という経験はありませんか？

これは「アペリティフ効果」によって食欲がわいたことによるものです。

アペリティフとは、食前酒のこと。もともと食前酒は、食欲増進の目的で飲むものでした。お酒を飲むことで、食べ物を見たときにお腹がキュルキュル、グゥ～ッ、となる、あの反応が出てきます。そして、胃も反応して、食べ物を消化しはじめます。食前酒には、この「食べる」「消化する」を促す2つの作用があるのです。

ただし、お酒ならどんなものでも食欲増進するわけではありません。アペリティフ効果をもつのは、醸造酒（ビールやワインなど）だけです。

「ビール腹」などと揶揄されるビールですが、ダイエットの敵というわけではありません。ビールはアペリティフ効果もあるものの、時間が経過すれば、むしろ食欲を減退させます。「ビールは太る」ではなく、正確にいえば「ビールのもつアペリティフ効果によって、おつまみを食べすぎて、太る」ということのようです。

Column 2

「素材」を味わう、日本ならではの食文化

日本は「自然の風味」を大切にしてきました。香辛料の使用は最小限にとどめ、素材そのままの味を活かしているのが日本料理の特徴です。ショウガやわさびなどの「薬味」と呼ばれる香辛料はありますが、食材の風味を引き立てるために使われ、香辛料自体の風味を前面には押し出しません。

海に囲まれている日本には豊富な海産資源があり、加工せずとも美味しい食材に恵まれてきたため、素材を味わう文化が生まれました。生魚を食べるのも他国では見られない独特の習慣です。日本は天然の産物に恵まれたおかげで、農耕を始めるより前の時代から、定住生活ができていたのです。

毎日のごはん（お米）も、素材をそのまま味わうものです。米は穀類の中でも栄養的に優れ、炭水化物やタンパク質だけでなく、ミネラルや食物繊維も含んでいます。味はベーシックな「甘味」と「旨味」で、よく噛むことで特に甘味が増します。この、よく噛んで味わうことが、日本人の食文化を進化させてきたとも言えます。味わう意識が高まれば、味を感じる力も鋭くなっていくからです。

主食としてお米だけを炊いて食べる習慣は、日本人の味覚形成に大きな影響をもたらしました。

これで大満足！

薄味でも、少量でも満たされる「やせる舌」のつくりかた

3章

甘いもの×しょっぱいもの
＝食欲がどんどん
刺激されてしまう

基本5味は、おおまかに、次の2つのグループに分けられます。

①塩味、酸味　　　　→**「刺激系」**グループ
②甘味、苦味、旨味→**「中和系」**グループ

じつは、**①刺激系と②中和系を同時に摂ると、食欲が刺激されてしまいます。**

たとえば、ポテトチップスとチョコレートという魔のループにはまりやすい人は多いもの。これは、しょっぱいもの（塩味＝刺激系）と甘いもの（濃い甘味＝中和系）という組み合わせなので、食べれば食べるほど食欲がどんどん刺激されてしまい、無限に食べてしまう……というしくみなのです。

刺激系と中和系を同時に摂らないために、おすすめの組み合わせを、次項で紹介します。とんかつ、餃子、ラーメンなど「ダイエット中だけど食べたい！」ものを食べすぎない組み合わせとは……!?

しょっぱいもの×酸っぱいもの
＝意外と食べすぎない

◎「とんかつ」を食べるなら「ポン酢」で

とんかつの塩味と同じ刺激系の酸味を組み合わせると、食べすぎない。

◎「餃子」の〆には「卵スープ」を

餃子は肉の旨味（中和系）、たれの塩味・酸味（刺激系）で構成されている。ここに杏仁豆腐など甘味を加えるのは禁物！　旨味がある卵スープがおすすめ（旨味があっても強くなければループは起こらない）。

◎「ラーメン」を食べるときは事前に「トマトジュース」を

事前にトマトジュースを飲んでおくと、ラーメンの塩味とトマトジュースの酸味が同じ刺激系なので食べすぎを防げる。野菜ジュースは甘味が強いものが多いのでNG。

◎「カレー」は辛口を選んで「チーズ」をトッピング

カレーは実はとても塩味（刺激系）が強い料理。甘味（中和系）は禁物なので、辛口をチョイスして。おすすめトッピングは塩味・酸味（刺激系）の強いチーズ。

物足りないなら「旨味」をトッピング

薄味に慣れるには、素材そのものの味を楽しむこと。とはいっても、慣れ親しんでいる濃い味から卒業することは、なかなか簡単ではありません。

醤油をかけるようなメニュー（たとえば、ほうれん草や小松菜のおひたし、卵かけご飯など）には、旨味成分を豊富に含むかつお節やとろろ昆布をトッピングすると、薄い味でも満足しやすいです。

「旨味」には「塩味」を実際よりも強く感じさせてくれる効果があるので、醤油の量を減らしても美味しく食べられます。

また、だし醤油を使うのも、塩分（＝塩味）を抑えるのに効果的。

冷奴《ひややっこ》なら、かつお節をたっぷりかけて、さらに、ねぎやショウガ、青じそ、みょうがなどの薬味をプラス。かつお節の旨味＋薬味の風味で味わいが増して、醤油の量をぐっと減らせます。

ただでさえ美味しい「旨味」は、
2つ組み合わせると、
もっと美味い！

少量で満足させるには、だしなどの「旨味」を活かした料理がおすすめです。

だしの素材には、昆布、煮干し、かつお節、干し椎茸などがあります。

ひとつの素材からだしをとるよりも「昆布＋干し椎茸」など2つの素材を組み合わせてだしをとるほうが、味が複雑になって旨味がアップします。

これは、素材によって「旨味成分」が異なるため。昆布の旨味成分は「グルタミン酸ナトリウム」（アミノ酸系）、煮干しとかつお節は「イノシン酸ナトリウム」（核酸系）、干し椎茸は「グアニル酸ナトリウム」（核酸系）です。

アミノ酸系と核酸系という2つの旨味成分が混じると、単独の場合よりも非常に強い旨味となります。

これが、旨味の相乗効果。組み合わせればさらに美味い！　というわけです。

また、だし以外にもトマト、チーズなどにはアミノ酸系の旨味、きのこなどには核酸系の旨味が含まれます。こちらもアミノ酸系と核酸系の旨味を足すことで相乗効果が出ます。だしと、旨味が出る食材もうまく組み合せながら、素材そのままの美味しさを味わうようにしましょう。

納豆のタレは「半分以下」で十分美味しい

日本は昔から、素材のもつ風味を活かす食文化がありました。そのため、日本人の舌は本来、とても繊細にできています。

たとえば、刺身は魚介の味を楽しむために醤油はちょっとだけで大丈夫です。白身や赤身、貝など、そのままの味を感じるように味わうように意識してみてください。

市販の納豆には、たいてい「タレ」がついています。あれを全部、1滴たりとも残さずにかけている人もいるようですが、じつは、半分以下の量でも十分、味は感じられるようにつくられています。

「えっ、私は全部かけないと薄いと感じるんだけど……」

「むしろ、全部かけたうえに醤油とかマヨネーズまで加えてますが……」

という人は、普段からたくさん調味料を使っているせいで、その味に慣れてしまっているのです。

「やせる舌」なら、白ごはんに何もかけずに食べても美味しい

米は、穀類のなかでも特に、栄養面で優れています。炭水化物やタンパク質だけでなく、ミネラルや食物繊維なども含んでいます。

栄養豊富ということは、本来なら白ごはんに何もかけなくても「美味しい」と感じて満足できるはずなのです。

それなのに食べすぎるとしたら、味覚が鈍っている証拠。炊いたご飯には、甘味と少々の旨味が含まれていますが、味が濃くはないので、つい食べすぎてしまうことになるのです。

白米は、噛むことで米のでんぷんが分解されて甘味が増すので、よく噛んで味わうといいですね。白米のおだやかな甘味を感じ取ることは、味覚を鍛えるうえでも効果的です。

また、穀物を足すことも有効です。今は、五穀米や十六穀米など、穀物を簡単に足せる商品が多く発売されていて、スーパーなどで手軽に買えます。穀物の複雑な味わいや食感を感じることで、脳が早めに満足してくれて、食べすぎを防げます。

朝ごはんの味噌汁は、夜ごはんの味噌汁より、だしをしっかり取るべし

日本の伝統的な朝ごはんである「白米＋味噌汁＋漬物」は、味覚的にも理想的な食べ合わせです。白米の甘味＋味噌汁や漬物の塩味で、バランスのいい味わいとなっています。

ただ、甘味と塩味の組み合わせはやみつきになってしまいますので、旨味成分も充分確保することが必要になってきます。味噌汁のだしをしっかり取ることで、味覚リセットの考え方にもかなったメニューとなります。

朝の食卓に登場しやすくご飯のお供となる海苔も、旨味を足してくれるでしょう。

そういう意味で、「白米＋味噌汁＋漬物」というシンプルな献立のときはとくに、だしをしっかり取るべし、といえます。

グルメ番組のレポーター並みに「食レポ」がうまい人は、痩せられる

「このスープは、塩味が主体だな。だけど、甘味もけっこうある。そして、酸味も混じっているな……」

こうやって、ひとつの料理にどういう味が入っているか分析してみたことはありますか？　「やせる舌ダイエット」では、味の種類やその強さを意識することが大事です。味覚が敏感になり、薄味でも美味しさを感じられる舌になっていきます。

おすすめは、脳をフル回転させながら食べること。それだけでも食事の満足度が上がります。テレビのグルメ番組のレポーターを真似るような感覚で「食レポ」をしてみましょう。漠然と「美味しいな～」と考えるのではなく、「甘味と酸味が強いけれど、わずかな苦味がアクセントになっている。これは美味しい！」といった具合です。

味の種類・強さがわかるようになったら、レベルアップして「このカレーは、ルウの中に、肉と玉ねぎのコクと甘味を感じる。少しだけ魚介の旨味を感じるから、隠し味はもしかしたらオイスターソースかな？」などと、より具体的に食レポしていきましょう。

ごはん日記をつけたり、食事相手と料理の感想を語り合ったりするのもいいですね。さまざまな食事体験と記憶が、あなたの味覚をより豊かなものにしていきます。

Column 3

グルメに詳しいほうがモテる!?

現代の人間は「グルメ」という言葉に象徴されるように、「美味しいものを味わう」ために味覚という感覚を利用しています。ですが、太古の昔は「食べてもいいか判別する」ために味覚を使っていました。食べていいか、そうでないかは、生死に関わる重要なことだったのです。

もともと陸に上がった生物は当初、食べ物を噛みしめて味わうことなく、丸呑みにしていました。哺乳類となった生物が栄養を効率的に摂取しようとしはじめてから、もぐもぐと食べ味わうことを覚えたのですが、今のように「甘い」とか「酸っぱい」といった味をきちんと感じ取れたわけではありません。

味覚は進化によって生み出された感覚です。たとえば、糖分（砂糖など）を甘いと感じる動物と感じない動物がいた場合、どちらがより多くの子孫を残すでしょうか？　糖分はエネルギー源になるわけですから、糖分がわかるよう味覚を発達させたほうが生存には有利です。 また、毒物の「苦味」を感じられる動物は有害な食べ物を避けられますし、腐敗している食べ物の「酸味」を感じられたほうが生き残るのに有利と言えます。

動物のメスは、生殖行動において、より生存に有利な遺伝子を持つオスを選びます。人間も本来は、もしかしたらグルメなほうがモテるのかもしれませんね。

さあ、「やせる舌ダイエット」に挑戦しよう！

4章

10日で
あなたの舌は生まれ変わる

この章では、いよいよ「やせる舌」のつくり方を紹介します。

といっても、方法はシンプルすぎるほど単純明快で**「薄味の食事を意識する」**ということ。えっ、それだけ……？ と拍子抜けした方もいらっしゃるかもしれませんね。

でも、これを実践するかしないかでは、食事量に大きな違いが出てくるんです。


チャレンジ期間は、10日間～2週間が目安です。

味を感じ取る細胞「味蕾」は、約2週間（20代くらいまでの若い世代だと10日程度。個人差があり、健康状態によっても変わります）で生まれ変わります。つまり、この期間だけ薄味を意識できれば、味覚をリセットすることができ、どんなに太っている人でも、濃い味付けが好きな人でも、食事の量が多い人でも「やせる舌」が手に入るということです。


薄味に慣れ、味覚が鋭くなると、薄味でも満足できるようになる。

そして食事やおやつの量が自然と減り、健康的な料理を好むように変わる。食べすぎていた人は、無理なく食べすぎを防げるようになり、痩せ体質に変わっていく。

こうして「やせる舌」が手に入れば、ガマンしなくても痩せていくのです。

あなたの「味覚」は
正常？　異常？
かんたんチェック

自分の味覚が正常かどうかを簡単にチェックする方法があります。

●塩味の感度チェック

①0・2％濃度の塩水（水500ミリリットルに、食塩1グラム）をつくります。
②この塩水をコップに注ぎ、ひと口分だけ、口に含みます（飲み込んでもOK）。
③「しょっぱい」と感じたら、塩味を感じる受容体の感度は良好です。

●甘味の感度チェック

砂糖の場合は、1％濃度の砂糖水（水100ミリリットルに、砂糖1グラムを加えてつくる）をなめれば、甘味のチェックができます。

「それくらい、わかるでしょう」とあなどることなかれ。味覚が鈍くなっている状態では、この砂糖水を「しょっぱい」「酸っぱい」という人も多いのです。

私の研究所でおこなった調査では、砂糖水であることを知らせず飲用した場合、「甘い」と答えた人は全体の7～8割ほど。残りの人は、砂糖水なのに「しょっぱい」「酸っぱい」と回答したのです。

複雑な味がわかる人は、痩せていく！

～味覚力がアップする3つの柱～

「やせる舌ダイエット」には、味覚力アップの3つの柱があります。

①食事のときは、味の種類を意識する

1章で紹介した基本の5味（甘味・旨味・苦味・酸味・塩味）の一つひとつを意識して味わうことで、味覚神経が活発に働くようになります。「このメニューは甘味がベースだけれど、酸味をちょっと効かせているな」などと、グルメレポーターになった気分で、コメントしてみましょう。

②さまざまな味の種類を覚えておく

一つひとつの味を分析できるようになったら、その味を記憶してみます。人間は「知っている味」を記憶して味覚を発展させていくので、さまざまな味に出会い、覚えることで、より味覚が敏感になるのです。

③複雑な味わいの料理を積極的に摂る

甘いものが好きだからとスイーツばかり食べていると、味覚神経はどんどん鈍くなってしまいます。複雑な味わいの料理を摂れば、5味それぞれをバランス良く鍛えることができます。これら3つのポイントを押さえておくと、味覚力がアップし、薄味で満足できるようになっていきます。

外食やコンビニ食が多い人でも「やせる舌」はつくれる

「やせる舌ダイエット」は、ひと言で言えば、「薄味に慣れる一方で、太りやすい味の食べ物を遠ざけるダイエット」です。

料理経験のある人はわかると思いますが、薄味の料理を濃くするのは簡単でも、もともと濃い味の料理を薄味にするのは難しいもの。そうなると、自炊のほうが味の調整はしやすくなります。

ただ、毎日外食ばかりという方でも、方法はあります。

①基本はもちろん、できるだけ味付けが薄めのお店を選ぶこと！

ラーメン屋など、中毒性の高い、濃い味付けのお店ばかりを選ぶと「やせる舌」はつくれません。素材そのものの味を楽しむような調理をしているお店を選びましょう。

②そして、ソースやたれの量を減らすこと！

たとえば、焼き魚にかける醤油などは「1滴だけ」などと自分で調整しやすいですね。トンカツのソースや、サラダのドレッシングも調整できます。

「薄味に慣れた」ことを判断するポイントは「濃いと感じられた」ときです。今まで調味料をめいっぱいかけていたとしたら、少しずつ減らしていき、たまに多めにかけたときに「あれっ？　濃いな……」と思えたら、薄味に慣れてきている証拠です。

「やせる舌」をつくる10日間プログラム

「やせる舌」をつくるために、朝・昼・夜の献立メニューを考案しました。

◎「素材そのものの味」を活かして、調味料を減らす
◎香味野菜など「香り」を足して、調味料を減らす
◎噛みごたえのある食材を使って、噛む回数を増やす

……などなど、ちょっとした工夫によって、薄味の料理でも舌や脳が満足できるようになります。

メニューをこのまま真似してみても、自分なりにアレンジしてもＯＫですので、無理のない範囲でチャレンジしてみてください。

1日目

朝

◎ご飯　◎しじみの味噌汁
◎鯵の干物 温野菜添え
◎湯葉と水菜の和え物 柚子風味

Point!
味噌汁はしじみのだしが出ているので少量の味噌で薄めの味つけに。
干物は特に味をつけず、干物そのものの塩分でいただく。
和え物は柚子の風味を活かせば、味を薄めにできる。

昼

◎根菜キーマカレー　◎トマトとキャベツのスープ

Point!
カレーは根菜たっぷりで、噛む回数が増える。
スープは、トマトからだし（旨味）が出る。

夜

◎けんちんうどん　◎千切り山芋

Point!
ただの素うどんより、具を多めのほうが噛む回数が増える。
千切り山芋は、ワサビ、醤油、海苔、かつお節……薬味の風味で味わいが増す。

朝

◎ねばねば納豆丼　◎あさりの味噌汁

Point!

納豆丼の具材は、納豆、アボカド、トマト、キュウリ、大葉、みょうが、温玉。具だくさんなので、満足度が高い。
味噌汁はあさりのだしが出るので味噌は少なめでOK。

昼

◎たっぷり野菜のフォー　◎りんご

Point!

フォーはカロリーが低め。りんごは食物繊維やカリウムが含まれる。

夜

◎ご飯　◎きのことアオサの味噌汁
◎アサリとイカのナンプラー蒸し　◎根菜のそぼろ煮

Point!

きのことアオサの素材の味を活かして、味噌は少なめに。
イカは歯ごたえがあるので、噛む回数が増える。アサリの旨味を活かして、ナンプラーは少なめに。そぼろ煮は根菜たっぷりで、噛む回数が増える。
肉の旨味があるので、味付けは薄めに。

3日目

朝

◎キャロットラペとグリルチキンのサンドイッチ　◎フルーツヨーグルト

Point!

薄切りのパン（8枚切）で挟んで具だくさんサンドに。かためのの人参が入っているので噛む回数が増える。チキンはグリルで焼いて余分な脂を落とす。プレーンヨーグルトには砂糖やハチミツを加えず、果物の甘みだけで味わう。

昼

◎海老とバジルのチャーハン　◎ワカメとヒジキのコンソメスープ

Point!

バジルの香りをきかせて味付けは薄めに。食物繊維豊富なスープでお腹も満足。

夜

◎ご飯　◎金目鯛の煮つけ たまねぎ添え
◎マグロのたたきのせ冷奴　◎酢の物

Point!

煮つけは油不要。冷奴は赤身の魚そのものの旨味で味わう。酢の物にはイカ、もずくなど噛みごたえのあるものを入れる。

4日目

朝

◎野菜のハーブ焼きリゾット　◎バナナ　◎プレーンヨーグルト

Point!

野菜は根菜中心にすれば腹持ちする。パン粉の代わりにお麩を使うとよい。バナナはカリウムを含むので塩分排出効果あり。ただし、根菜もバナナも糖分を含むので適量で。

昼

◎白米　◎豚しゃぶと豆腐のサラダ　◎リンゴ

Point!

サラダには豚モモ肉を使う。海藻を入れてもOK。すりごまドレッシングにはニンニク&ショウガを加える。

夜

◎酢豚　◎春雨サラダ　◎豆腐と海苔のスープ

Point!

豚は揚げないでソテーする。酢を入れるので塩分は控えめに。

5日目

朝

◎きのこのスパニッシュオムレツ　◎フレッシュ野菜スムージー

Point!

きのこスパニッシュオムレツは、きのこが入って旨味たっぷりなのに、低カロリーで満足感のあるオムレツ。スムージーで野菜を補う。

昼

◎フレッシュトマトとモッツァレラチーズのパスタ　◎野菜のスープ

Point!

トマトは炒めると「旨味」が出る。麺をゆでるときの塩は入れない（または控えめに）。スープは弱火で煮て野菜の「甘味」アップ。

夜

◎白米　◎酸辣湯《スーラータン》　◎キャベツときのこのショウガ和え

Point!

酸辣湯は酢と辛味があるので塩分控えめにできる。ショウガ和えは、しそ和え、マスタード和えにしてもＯＫ（それぞれ風味がきいて塩分控えめにできる）。

6日目

朝

◎ベーグル　◎ジャガイモのガレット　◎野菜のポトフ　◎牛乳

Point!

ガレットは、しょっぱくしないように気をつける。ポトフはソーセージなどは入れずに優しい味付けで。

昼

◎白米　◎鯖の味噌煮

◎キャベツの即席漬け柚子風味　または　豆乳と胡瓜の素麺

Point!

鯛の味噌煮には、椎茸や昆布を混ぜて旨味を出して、なるべく薄味でも美味しく感じられるようにする。

夜

◎白米　◎鶏のやわらか煮

◎ほうれん草のおかか醤油和え　◎もずくのサラダ　◎豚汁

Point!

鶏肉は、できれば胸肉かささみを使う。和え物はおかかの風味で醤油を控えめにできる。サラダはもずく酢をドレッシング代わりに。豚汁は野菜、豚肉、油揚げの旨味を活かして味噌は控えめに。

7日目

朝

◎納豆とチーズのオープンサンド　◎かぼちゃとレーズンのサラダ

Point!

サンドは、納豆のタレは使わず、とろけるチーズの塩味を活かして。サラダは、かぼちゃとレーズンの甘味を活かせば、味付けなしでも満足できる。

昼

◎野菜たっぷりチャプチェ　◎アボカドとトマトの酢醤油あえ

Point!

チャプチェに使う牛肉は、必ず赤身を選んで。お酢の酸味で醤油少なめでも満足。お好みで粒マスタードを加えても。

夜

◎豚つくねの照り焼き 香味野菜添え
◎タコとワカメの酢の物　◎具沢山酒粕汁

Point!

つくねは表面に味を絡めると、減塩に。さらに、香味野菜で塩分が少なくても風味豊かな味わいに。酒粕と具沢山の野菜の旨味を活かせば、味噌は少なめにできる。

8日目以降は…

・1～7日目の要領で、同じメニューを繰り返しても、自分なりにアレンジしてもOKですので、薄味の料理へのチャレンジを続けます。

・基本は10日（～2週間前後）続けます。

外食の場合、コンビニで買う場合は…

・料理が苦手な人、忙しくて自炊の時間が取れない人は、外食やコンビニ食の助けを借りてもいいですね。

・詳しくは、次ページからご提案します。

外食の場合 Aパターン

朝 ◎焼鮭定食
主食は雑穀米か寄席豆腐に。

昼 ◎1日分の野菜が摂れるドリア
野菜の品数が多いとベター。

夜 ◎ベジフルパワー ローストビーフのたっぷりサラダ ◎スムージー
野菜のみならず、ローストビーフやナッツなどの具材豊富なパワーサラダ！

外食の場合 Bパターン

朝 ◎まぐろのたたきご飯朝定食
味付けは醤油の量を調節して加減する。

昼

◎ビーフカットステーキ

味付けはソースの量を加減して調節する。

夜

◎1日分の野菜ベジ塩タンメン

麺を変更できるなら、糖質控えめのもの（ほうれん草麺など）に変更する。

外食の場合 Cパターン

朝

◎20品目の和風スープごはん

なるべく具たくさんのご飯を選ぶようにする。

昼

◎きのこと蒸し鶏の和風リングイネ　◎ミニサラダ

きのこと鶏による旨味の相乗効果で、薄味でも満足！

夜

◎季節の11品目サラダ アマニ油入り

アマニ油は「オメガ3系」の含有量が豊富なので、オススメ。

コンビニで買う場合 Aパターン

朝

◎ブランパン　◎野菜スープ　◎サラダチキン

パンは糖分控えめのものを選ぶ。サラダチキンは低カロリー高タンパク。

昼

◎五穀ごはんのビビン丼　◎プレーンヨーグルト（または牛乳）

五穀米は食物繊維が豊富。

夜

◎ごろごろ野菜の豚汁　◎大根サラダ（またはスティック野菜）

大きめカットの野菜は噛む回数が増え、満足感が高い。

コンビニで買う場合 Bパターン

朝

◎野菜とウインナーのコンソメポトフ
◎カットパイン　◎プレーンヨーグルト

ポトフはやさしい味付け。野菜が大きめカットなので噛み応えあり。

昼

◎白米　◎ひじき煮　◎きんぴらごぼう　◎ほっけの塩焼き

ひじきは水溶性食物繊維を含み、糖質の吸収を抑える。カルシウムも多く含むので、ダイエット中のストレス解消に。きんぴらごぼうは、よく噛むことで満足感が出る。ほっけは低カロリーな魚。他の野菜メニューと合わせることでバランスが良くなる。

夜

◎たっぷり野菜鍋（汁物）または豚キムチ鍋

◎とろろ昆布とめかぶ　◎白菜キムチ

鍋料理など、品目の多いメニューを選べば、満足感あり。キムチは唐辛子で辛味がきいて、アミノ酸も多い。

コンビニで買う場合　Cパターン

朝

◎白米　◎鯖の塩焼き　◎ごぼうサラダ　◎カットフルーツ

タンパク質は、血液の流れをよくするので代謝アップに効果的。ごぼうは食物繊維が豊富。ただし、サラダにはにんじんも入っていることが多いので糖質に注意。

昼

◎パン　◎ロールキャベツ　◎スティックサラダ

ロールキャベツは、ソースのトマトの「リコピン」や豚肉の「ビタミンB1」で脂肪燃焼効果あり。

夜

◎とろろ蕎麦（半熟卵、または、もずくを添えても）

◎筑前煮　◎枝豆

蕎麦のつゆは、少量ならつけてOK。もずくは糖質の多い食べ物の前に食べると、糖質の吸収をおさえる効果あり。筑前煮は根菜類で満腹感を感じやすい（糖分には注意）。枝豆は洗って塩分を取っておく。

「やせる舌ダイエット」体験談

●濃い味が好きだった私。1か月で2・6キロ減！

（T・Kさん／20代、女性）

以前は、カロリーを気にせず、何でもたくさん食べてしまっていました。外食も好きで、お酒を飲むときは濃い味付けのおつまみを食べていました。どんどん増えていく体重に対して、何とかしなければと思っていたところ、鈴木先生の「やせる舌ダイエット」を知りました。

これまで、美味しいものといえば「甘いもの」「しょっぱいもの」「甘じょっぱいもの」と思っていた私にとって、素材の「旨味」で美味しさを感じるという方法で本当に痩せられるのか、にわかには信じられませんでした。

先生から指定されたのは「自炊」「コンビニ」「外食」の食事パターン各3日分で、日によって選ぶという方式。やむを得ず外食という場合でも対応できました。

日々、薄味を意識していると、徐々に薄味でも美味しさを感じられるようになってきました。特に、味噌を入れずに昆布・かつお節・きのこでだしを取った「味噌抜き汁」が意外にも美味しく感じられたことは発見でした。

先生に指定されたレシピで2週間を過ごし、次の2週間は薄味を意識しながら普通に食べていたら、ダイエット前と比べて、体重が2・6キロ減っていました！ 無理なく1か月でこれだけ減量できたのは驚きです。

（A・Tさん／40代、女性）

●無理なく1か月で2・0キロ減

ハードな運動や極端な食事制限をせずに無理なく自然に体重を落としたいと思って、「やせる舌ダイエット」に参加しました。

基本的には自炊なのですが、コンビニや外食用のメニューもあり、時間がなくてコンビニで食事を済ますときなど、非常に役立ちました。

2週間の指定メニュー期間後に自炊していると、以前の味付けがいかに濃い味付けだったかがわかるようになってきました。素材の旨味だけで美味しく感じられる舌を維持し続けられるように、今後も頑張っていきたいと思います。

味覚リセット成功か
テストしてみよう

10日間プログラムへのチャレンジ、おつかれさまでした！

「やせる舌」をつくることができたかどうか、ここでもう一度、P93の塩水&砂糖水のテストをしてみましょう。

塩水をなめても味を感じられなかったり、砂糖水をなめて「しょっぱい」「酸っぱい」と脳が勘違いしてしまうようでしたら、もう数日、プログラムを継続してみましょう。

テストに成功した人も、ダイエットの成果を感じるため、また、リバウンドしていないかを確かめるために、今後もときどきチェックしてみましょう。

Column 4

女性が「甘さ」「酸っぱさ」に敏感になる時期とは

女性は妊娠中、酸っぱいものが欲しくなるなど、食事の嗜好や味覚が変化することが知られています。これは摂取カロリーや女性ホルモンの変化によるものですが、女性は月経周期のタイミングによっても味覚が変化します。

まず、月経期（生理中／5日前後）と排卵期は、「甘味」に対する感度が下がります。この時期にスイーツを食べてしまうと、甘味がわかりにくいせいで食べすぎてしまうかもしれません。

また、月経後（生理が終わった後）と排卵日は、「酸味」の感度が下がります。

こうして味覚に変化が起きるのはなぜなのでしょう？
排卵前の準備期間（卵胞期）や排卵後、卵子が精子を待ちわびている期間（黄体期）は、そうでない期間と比べてエネルギーを必要とし、代謝の量が増えます。その時期は、できるだけ代謝に必要な物質（「甘味」はエネルギー源、「酸味」はクエン酸など）を摂れるよう、甘味と酸味の感度が上がるのではないかと考えられています。

女性は、月経周期も意識すると、さらに味覚を鍛えることができるかもしれません。ちなみに「苦味」「塩味」については、月経周期によって感度に違いはないようです。

もうリバウンドしない！

理想の「やせる舌」をキープする方法

5章

もう太りたくないなら、
噛んで噛んで噛みなさい

ズバリ言いましょう。よく噛む人は太らない！　んです。子どものころ、「よく噛んで食べなさい」と言われた人も多いでしょうが、大人になってそれを意識している人はあまりいないと思います。でも、噛む回数と肥満には大きな関係があるのです。

噛むことは脳中の「ヒスタミン濃度」を高め、満腹中枢の刺激を介して食欲を抑制してくれるのです。つまり、よく噛んで食べると食べすぎずに済む、ということ。

また、噛んで食べると唾液も分泌しやすくなって消化にいいのはもちろん、基礎代謝のアップ、脳の活性化、リラックス効果など、さまざまな健康効果があると言われています。目安は、ひと口につき30回。この習慣で、体重やＢＭＩ値（肥満度）が減ったという結果報告もあります。

最初から噛む回数を増やすのは難しいと思いますので、よく噛まないと飲み込めない根菜などの野菜や海藻類、また噛むことで果汁が出てより美味しくなる果実などを意識的に摂るといいでしょう。自然とよく噛む習慣もついてきます。

最近は「とろける」とか「ふんわり」だとか、柔らかいものが好まれますが、噛む回数を増やすだけでダイエットにつながるのですから、歯ごたえのある食品を食べる習慣をぜひ身につけていただきたいと思います。

少ない量でも不思議と満足する、魔法の調理法

ダイエットというと、食事の満足感とは無縁のように思いがちですが、「やせる舌ダイエット」では、違います。美味しく食べてこそ、痩せるんです！

ポイントは「食材の美味しさ」。食事の満足感が上がり、量を食べずに済むようになります。高い食材を買わなくても、単に調理法の工夫で食材の美味しさがワンランクもツーランクもアップします。

その食材がもつ美味しさをグンと引き出すために大切なのは、調理時の熱のコントロールです。たとえば、お肉は強火で焼くと旨味が逃げません。弱火で時間をかけると肉汁や旨味成分が溶けだしてしまうのです。じゃがいもをゆでる際には、70℃以下の温度を保ちましょう。酵素が働きやすくなり、甘味がきちんと出て美味しく感じられます。

調味料を上手に利用するのも一案です。食材のポテンシャルを引き出す調味料に「塩《しお》麹《こうじ》」があります。肉・魚を塩麹に漬けると、食品中のタンパク質がアミノ酸に、でんぷんが糖に分解されます。それによって旨味や甘味が上がって、より美味しく味わえるのです。

痩せるために食事の満足感をあきらめる必要なんてなかったのです。

味の組み合わせで、舌の鋭さを維持する！

すいかに塩をかけて食べたことはありませんか？

塩をかけたはずなのに、甘く感じますよね。このように甘味に塩味を足したら、より甘味が感じられるようになったりすることを「味の対比効果」といいます。

「味の対比効果」を用いれば、糖分や塩分が少なくても「甘味」や「塩味」を感じられるので、ダイエットに役立てることができます。例えば、甘さ控えめのお汁粉に塩を加えると、甘さが引き立ちます。

また、お酢を料理にかけすぎてしまったときに、砂糖や塩など他の味の調味料を足せば酸っぱさが軽減されます（レモンだけでは酸っぱくて食べられなくても、砂糖をかけると酸味がやわらいで食べられたりしますよね）。これは「味の抑制効果」といいます。

また昆布とかつお節で旨味がより感じられるのは「味の相乗効果」といいます。

料理は科学です。効果的な調理法を学びましょう。

ソース、ケチャップ、砂糖…

楽しく味付け

バリエーションを！

ソースやケチャップなどの調味料類。あまり考えずに、料理に使っていませんか？たとえば、ソース。中濃、ウスターなどのソースには、じつは塩分も糖分もたっぷり入っています。魚介類のフライやとんカツには、タルタルソースや「大根おろし＋ポン酢」もよく合います。塩、こしょうで下味をやや強めにつけ、レモンだけで食べるのも味の濃さを調整しやすいです。

ハンバーグなら、ソースとケチャップの代わりに「ヨーグルト＋カレー粉＋塩少々」を混ぜ合わせたものをかけて。ヨーグルトの酸味によって塩味と旨味を強く感じやすくなります。

トマトケチャップも糖分や塩分を多く含みます。ケチャップで味つけするメニューは、ケチャップの量を減らし、代わりにトマトピューレを加えます。さらに具材にきのこを加えると「旨味」が増します。

和食の場合、砂糖をみりんにチェンジしましょう。砂糖は「甘味」だけの調味料ですが、みりんは「旨味」も含みます。旨味には甘味を強める効果もあるので、酢のものには煮きったみりんを使うのがおすすめ。煮きると濃縮されるため旨味がアップします。

食べすぎを防止する、
美味しくヘルシーな
お味噌汁のひみつ

「味噌汁を1日1杯飲む人は、血管年齢が若い」というレポートがあります。日本人の食の基本といってもいいお味噌汁。毎日のことですし、薄味でも美味しい食べ方を覚えておきましょう。

通常、味噌汁1杯の食塩量は1・5～2・0グラム程度。やや塩分の摂りすぎになりがちですが、味噌の量を減らし、具に野菜やきのこ、芋、海藻、豆腐や油揚げなどを加えると、旨味や香りが加わって、食塩1グラム程度で充分に美味しい味噌汁が味わえます。特に、じゃがいもの皮は味わいと栄養がたっぷりなので、皮付きのまま具材にします。

オススメだしは、かつお節。「かつおだしを飲むことで胃の活動が活発になり、活動リズムが整えられ、満腹感が増した」という結果が出ています。さらに、一緒に食べたものがゆっくり消化されるので、より長い時間、胃の中にとどまってくれる可能性があるそう。

つまり、かつおだしを摂ると消化を促し、食べすぎを防止してくれるので、ダイエットに効果的なのです。

オリーブオイルを
さっとひとかけすれば、
満腹度アップ！

ダイエット中は油を目の敵《かたき》にしがちですが、実はオリーブオイルは、食欲を抑えてくれるのです。

オリーブオイルを構成している「脂肪酸」のうち、70%近くが「オレイン酸」。オレイン酸は満腹中枢を刺激するため、量の少ない食事であっても満足しやすくなるということがわかっています。

カリフォルニア大学の研究によると、オリーブオイルを摂取しているラットとそうではないラットの1週間のエサの量を比較した場合、オリーブオイルを摂取しているラットのほうが、1週間後に食べるエサの量が30%減り、体重も減っていたという結果まで出ているのです。

料理にさっとひとかけするだけで、コクと旨味も増え、しかも食欲を抑えてくれるオリーブオイル。おうちに1本常備しておくと、オリーブオイルとお酢、塩と砂糖を混ぜるだけでドレッシングにもなります。市販のドレッシングは強めの味付けですし、自家製に切り替えてはいかがでしょうか。油はカロリーが高いので摂りすぎはいけませんが、オリーブオイルならダイエットの味方になってくれます。

やめられない止まらない「麻薬系食べ物」から永遠に卒業する

「ダイエット中なのに、箸が止まらない……」「特にお腹がすいていたわけではないはずなのに食べすぎてしまった……」それは脳内麻薬のせいかもしれません。

濃い味のメニュー、特に油脂分が多く含まれている料理を食べると、脳内でβ－エンドルフィンというホルモンが分泌されます。このホルモンは幸福を感じさせる脳内麻薬として働きます。簡単にいえば、いくらお腹がいっぱいでも、β－エンドルフィンのせいでテンションが上がってしまい、食べすぎているのです。

実際に実験でマウスにコーン油と砂糖を与えてみたところ、マウスは砂糖以上にコーン油に固執し続けたといいます。しかも恐ろしいことに、一度食べてしまうと、その幸福感を記憶してしまうので、また食べたくなってしまうのです。

人間は舌だけでなく脳でも美味しさを感じています。ラーメンやマヨネーズ、お肉など、油分の多い食べ物をどうしても食べたくなったり、スナック菓子やファストフードを際限なく食べてしまうからくりは、脳内で麻薬的に働くホルモンにありました。

しかし「やせる舌」に変えることで、脳内麻薬の分泌を防ぎ、脂っこいものを食べたいと思わなくなるようになります。

使わなくちゃもったいない！
お酢のすごい力

ダイエットに最も役立つ味は次のうち、どれでしょう？

①辛味　②酸味　③塩味

答えは②の「酸味」。薄味にできる効果や、風味アップの効果など、酢ってすごいんです。炒めものや煮もの、スープなどにはかくし味的に酢を加えると、塩や砂糖を控えめにできます。また焼き魚や魚介類のムニエル、肉のソテーなどはレモンの酸味を添えれば塩味を薄くできます（ただし酸味が強くなると逆に塩味や甘味を感じにくくなるので、くれぐれも隠し味程度で）。ショウガ焼きの場合、醤油や砂糖を控えめにしたたれに、隠し味として酢を少量加えます。おろしショウガは多めに、さらににんにくや玉ねぎも加えれば風味豊かな味わいに。和食や中華のメニューなら、普通の酢よりも旨味がある黒酢を使うのも正解です。

また、お肉を焼く前にお酢につけておくと、お肉に含まれるタンパク質分解酵素が働き、お肉が柔らかく仕上がる上、肉汁の流出を抑えるため、ジューシーな風味を保ちます。一方、シメサバなどの魚の酢じめは、塩でしめた後、お酢に浸して魚肉を引きしめたものですが、お酢に浸すことで魚肉を白くし、保存性もアップ。お酢の作用により、アミノ酸が増加するため風味が増します。お酢を使わない手はありませんよ。

薄味の強い味方！
香味野菜の上手な利用法

ぴりりと刺激のある粉山椒《こさんしょう》や七味唐辛子、青じそ、ショウガなどの薬味などは、ダイエット中の食事にアクセントをつけるのにもってこいです。

山椒は、味覚を鋭敏にするという研究があります。薄味に敏感になる「やせる舌」をつくる味方とも言えますね。

いろいろな料理に効果的に使って欲しい香味野菜や薬味ですが、特に味噌料理。味噌は塩分の多さが気になるので、香りや辛みを添えることで減塩でき、薄味のものたりなさを感じにくくなります。「さばの味噌煮」はショウガのスライスを入れて煮たり、しらがねぎをトッピング。「肉や野菜の味噌炒め」は赤唐辛子を加えて炒めたり、青じそのせん切りやごまを散らして。「味噌汁」はねぎの小口切りや、みょうがやショウガ、青じそのせん切り、七味唐辛子、粉山椒などを吸い口に。具材をあさりやしじみなどの貝類、えのきやしめじなどのきのこにすれば旨味も出ます。なお、貝やきのこは冷凍で旨味が増すので、フリージングしたものを使うとより効果的です。

醤油も味を濃くしがち。冷奴なら、かつお節をたっぷりかけて、ねぎやショウガ、青じそ、みょうがなどの薬味をプラス。かつお節の旨味＋薬味の風味で味わいがまして、醤油をぐっと減らせます。刺激のある薬味でアクセントをつけましょう。

ダイエット中のプチ贅沢食は「牡蠣《かき》」と「牛肉」で

「味覚障害」という症状の名前を聞いたことがありますか？　食べ物の味がわからなかったり、味を薄く感じたりする病気です。

その原因としてもっとも多いのは、「亜鉛《あえん》」が不足していること。

亜鉛は、細胞分裂に必要な栄養素で、タンパク質の中にたくさん含まれていますが、亜鉛が不足してしまうと細胞分裂ができなくなってしまいます。

すると、舌にある味蕾の細胞も新しく入れ替わらず、味覚障害につながります。

亜鉛は、牡蠣や豚レバー、牛肉に多く含まれています。

もしダイエット中にちょっと贅沢ごはんをしたくなったら、牡蠣や牛肉を食べましょう。もちろん、薄い味付けですよ。

ただやみくもに亜鉛を摂ればいいというわけではありません。保存料などの食品添加物は、働きを阻害する「フィチン酸」や「ポリリン酸塩」などを多く含みますので、加工食品ばかり食べていると亜鉛は正常に働いてくれません。

また、お酒を飲みすぎると、アルコールを分解するために亜鉛が多く使われ、味蕾の再生に悪影響です。お酒は控えめに。

「やせる舌」ダイエットの
お助けアイテムは、
ココア&レモン水

子どもから大人まで、人気のある飲み物「ココア」。私たちの気持ちをホッとリラックスさせてくれるドリンクですが、実は「やせる舌ダイエット」に役立つ面もあるんです。

ココアには「亜鉛」が多く含まれています。カカオ豆100％の純ココアを使った実験では、ココアを飲んでいた人は、飲み始める前と比べて「甘味」や「塩味」などを感じやすくなることがわかりました。亜鉛は味覚の感度に影響すると言われているため、ココアに含まれる亜鉛が、この結果につながったと推測されます。

亜鉛以外にも、現代人に不足しがちな「カリウム」「カルシウム」「マグネシウム」「鉄」「銅」「食物繊維」の摂取量が増えたという結果も出ています。また、ココアを飲みながら週2回の運動を行った被験者には、赤血球数の増加が見られました。健康的なダイエットに向いている飲みものといえるでしょう。

また、「苦味」をリセットしてくれるのは「レモン水うがい」です。5％程度の濃度のレモン水でうがいをすると、唾液の分泌量が増え、苦味に対する鋭さがアップします。ちょっと濃い味つけのものを食べてしまったら、焦らずリセットアイテムを活用しましょう。

睡眠不足は味覚リセットの大敵

味覚をリセットしようとしている今、絶対に避けて欲しいのが「睡眠不足」です。睡眠不足になると自律神経が乱れ、味覚に影響を及ぼす場合があるのです。せっかく食事に気をつけていても、睡眠不足ですべてがパーになってしまう、なんてこともありえます。

食べ物の味がわからなかったり、味を薄く感じたりする「味覚障害」。睡眠と自律神経の結びつきは深く、睡眠不足による自律神経の乱れで「美味しさ」を感じられなくなる可能性があるのです。食べ物が口に入ると、「味蕾」から味細胞に味が取り込まれ、一次視覚野で嗅覚や視覚といった情報と統合されることでその味がどのようなものかを判別します。しかし、そもそもの味覚の判別においても「睡眠の質」が関連しているようなのです。

特に問題なのは、甘味と塩味。これらの味覚の感じやすさが低下することで大量の糖質や塩分の過剰摂取が起きてしまうと、あらゆる病気のもとになってしまいます。

「やせる舌ダイエット」を行うこの機会に心身ともにリラックスして体を休め、規則正しい生活を心がけてはいかがでしょうか。

〆のラーメンがいらなくなる！
飲み会ではこれを食べよ

飲み会でいっぱい飲んで、いっぱい食べて、満腹なのに、なぜか「シメのラーメンでも食べちゃう？」となってしまう……そんな誘惑に負けたことのある人も多いのでは。飲んだあとに微妙にお腹がすくのはなぜなのでしょうか。

アルコールは胃を刺激して、食欲を増進させる作用を持ちます。そして、アルコールが脳の満腹中枢を麻痺させ、いくらでも食べられる状態にしてしまうのです。

また、体内のアルコールを処理する際に糖質が使われることで、糖質を得ようとして麺類など炭水化物が欲しくなるといわれています。特にビールをたくさん飲むと、体内でカリウムが消費されるため、体が塩分を欲するのです。

これがお腹いっぱいでも「シメ」に炭水化物が欲しくなるメカニズムです。

しかも、ラーメンという、食べると幸福感を脳が感じてしまう食べ物だと、誘惑から逃れにくくなってしまうのですね。

お酒自体に食欲増進効果があるので、ツマミは「甘味」「塩味」「脂」の3つのうち2つ以上にならないようにします。例えば、「日本酒＋白身魚の刺身（旨味・塩味）」「ワイン＋チーズ（旨味）」「ビール＋枝豆（塩味）」など。カクテルは基本的に甘味が強く、塩味のつまみは食欲を刺激してしまうため、チョコなど甘いつまみで。

Column 5

市販のおやつは刺激が強め

スーパーやコンビニですぐに美味しいおやつが手に入る現代、小腹がすいたら思わず買ってしまっていませんか？

市販のお菓子は、糖分や塩分を自分では調整できないもの。しかも、困ったことに、ほとんどは味覚の強度が強めになっています。そのせいで、ノンストップで食べてしまったり、より強い味のお菓子が欲しくなってしまったりするのです。

おやつにはドライフルーツや生のフルーツを。自然な甘味や塩味になじむことで、味に対して敏感になります。

ちょっと甘いものが欲しいときは「フルーツグラノーラ」がおすすめ。穀物を混ぜて焼き上げたグラノーラと呼ばれる生地に、ドライフルーツやナッツなどを加えたシリアルのことです。ドライフルーツの自然な甘味も楽しめるうえ、食物繊維、ビタミンやミネラルが豊富に含まれています。

グラノーラを食べるとQOL（Quality Of Lifeの略で、生活の質のこと）のスコアが向上するという調査結果まで出ています。グラノーラを食べる習慣がある人は、特に「心の健康」に関する項目のスコアが向上したそう。心の健康を保つのは、バランスよく痩せるために重要なこと。おやつにはフルーツグラノーラで決まりですね。

カロリーや量は
じつは重要じゃなかった！

ダイエット常識の
ウソ・ホント

6章

あま〜いのに
砂糖よりは太らない、
うれしいハチミツの効果

ダイエットといえば「甘いものを我慢しなくてはいけない」というイメージがありますが、ハチミツならあまり心配はいりません。

砂糖は100グラムあたり384キロカロリーですが、ハチミツは294キロカロリーで、しかも、砂糖と比べて7割ほどの量でほぼ同じ甘さになると言われています。甘さはハチミツのほうが強いのです。

ほかにも、ハチミツにはさまざまな健康効果があることがわかっています。

◎ハチミツをなめても、脂肪がつきにくい
◎腸内環境を整える
◎すばやい疲労回復効果が期待できる

……など。

ただ、ハチミツの成分のうち、甘味が強い「果糖」は、40℃以上に加熱すると砂糖よりも甘味が落ちるため、摂りすぎてしまう可能性があります。温めるよりも、そのままかけたりドリンクに入れたりして使うようにするのがおすすめです。

カロリーは肥満とは無関係です

ダイエットのために高カロリー食を我慢している方に朗報です！

カロリーって、実はＢＭＩ（肥満指数）とは関係がありません。

肥満科学誌『Obesity Science & Practice』に公開された研究報告によれば、ファストフード、ソフトドリンク、キャンディーの摂取とＢＭＩとは何ら関係がないというのです。

「1日の食事内容」「摂取した食べ物」に関するアンケート調査を実施し、身長や体重、ＢＭＩの測定を行ったところ、臨床上、低体重の人、病的な肥満の人を除き、ファストフード、ソフトドリンク、キャンディー（特に甘いお菓子、塩辛いお菓子）の摂取頻度とＢＭＩとの間において正の相関は見られませんでした。

ファストフード、ソフトドリンク、キャンディーといった高カロリーな食べ物の摂取を控えただけでは減量へとつながりにくいようです。

減量のためにファストフード、ソフトドリンク、キャンディーなどの摂取をグッとガマンしているという人は多いことでしょう…。しかし、体重増加へとつながるこれらの食べ物の摂取を控えただけで体重が落ちるというのは、あまりにも安易な考え方なのかもしれません。

ダイエットのために「小さな器」を選ぶと良い理由

人間の脳は、視覚によって騙されやすいようにできています。この脳の錯覚をうまく使って、ダイエットに活かす方法があるんです。

たとえば、大きな皿と小さな皿、それぞれに同じ量の料理を盛り付けたとします。同じ量なのに、小さい皿のほうがたくさん盛られているように見えます。また、背が高くて細いグラスと、背が低く幅広のグラス、容量は同じでも、前者のほうがたくさん注がれているように見えます。器のサイズと食べる量は比例するという研究もありますので、小さな器を使うと、食事の量を減らせるかもしれません。

同様に、お菓子の食べすぎを防ぐには、大袋よりも小袋のお菓子を選ぶことで食べすぎを防止できると言われています。ただ、個包装のお菓子は、少量しか食べていないように脳が錯覚して、かえって食べすぎてしまうことに。小分けのお菓子は、食べる個数を決め、残りは見えないところに隠してしまいましょう。

朝食は、ふつうの量か
ちょっと多めの量を食べると
痩せやすい

「健康のためには、朝食を摂るほうがいい」というのが通説ですが、ダイエットにはどう影響するのでしょうか。

朝食の量によってエネルギー消費量がどう変わるかについて、実験がなされています。昼食・夕食の量は一定にし、朝食の量を「少なめ」「ふつう」「多め」で比較したところ、朝食を食べないより食べるほうがエネルギーを消費しやすいことがわかりました。

また、食べたときの満腹度は、朝食が一番高く、次いで昼食、夕食という順番でした。朝食を食べることで満腹度が高くなり、食べすぎを抑えていると考えられます。

また、朝食の量が「少なめ」の場合、「ふつう」「多め」に比べてエネルギー消費量は低く、満腹度も低いという結果に。ただし、「ふつう」「多め」はエネルギー消費量・満腹度ともに同じくらい。

つまり、「朝食の量は少ないよりも多いほうがいいが、たくさん食べたからといってエネルギー消費量が増え、満腹度が上昇するわけではない」ということです。朝食は、適量を食べることで痩せやすくなる効果が期待できそうです。

夜型生活は太りやすい！
なるべく早め早めに
ごはんを摂ろう

「夜型生活は不健康で、ダイエットにもよくない」というイメージがあります。

夜遅い時間帯に夕食を食べると、どのくらい太りやすくなるのでしょうか。

食事時間が朝型か夜型か（※）によってエネルギー消費量がどう異なるかを比べたところ、朝早い時間の食事はエネルギー消費量が上昇しやすく、夜遅い時間の食事はその逆であることが判明しました。

朝型は夜型に比べて糖の利用効率がよく、エネルギーが消費されやすいのです。

生活リズムの違いによって生じる差を「体脂肪」に換算すると、1年で約0・6キログラムになるようです。食事内容が同じでも、生活リズムが違うだけでこれだけ体脂肪に違いが出るのです。

「0・6キログラム」と聞くと少ないように感じるかもしれませんが、体脂肪も積もれば山となる。生活習慣を変えることがなかなか難しい方もいらっしゃるかもしれませんが、痩せやすい体づくりのためにも、できるだけ朝早めにごはんを食べて、夜も早めにごはんを食べる習慣をつけるとよさそうです。

※朝型は7・13・19時の3回、夜型は13・19・深夜1時の3回に食事。献立はどちらも同じ

いかがでしたか？
あなたも味覚力をアップして
「やせる舌ダイエット」を楽しんでいただければ幸いです。

著者紹介

鈴木隆一

AISSY 株式会社 代表取締役社長。慶應義塾大学共同研究員。2006年、慶應義塾大学理工学部卒業。2008年、同大大学院理工学研究科修了後、慶應義塾大学から出資を得て、味覚や食べ合わせの研究をおこなう「AISSY」を設立。「あさイチ」「ためしてガッテン」「林修の今でしょ！講座」などメディアにも多数出演。
本書では味覚と体重との関係に着目し、「舌」を変えることで減量していく新しいダイエット方法を公開した。

たった10日《か》のミラクル・ダイエット
「やせる舌《した》」をつくりなさい

2018年2月1日　第1刷

著　　者　鈴《すず》木《き》隆《りゅう》一《いち》

発 行 者　小澤源太郎

責任編集　株式会社プライム涌光
電話　編集部　03(3203)2850

発 行 所　株式会社青春出版社
東京都新宿区若松町12番1号〒162-0056
振替番号　00190-7-98602
電話　営業部　03(3207)1916

印刷・大日本印刷　　製本・ナショナル製本

万一、落丁、乱丁がありました節は、お取りかえします

ISBN978-4-413-11244-4 C0077

青春新書 PLAYBOOKS

人生を自由自在に活動する――プレイブックス

その雑談カチンときます

吉田照幸

NHK「あまちゃん」の監督が明かす、相手との距離が縮まりドラマが生まれるコトバの拾い方

P-1096

「くびれ」のしくみ

南 雅子

腹筋やダイエットだけではお腹はやせない！ 胸の骨格「胸郭」にアプローチして、お腹を引き締める簡単エクササイズを紹介。

P-1097

〝ひとりの時間〟が心を強くする

植西 聰

たった1分の〝自分と向き合う習慣〟が生きづらさを和らげる……しなやかな心のバネが身につくコツ

P-1098

酵素で腸が若くなる

鶴見隆史

寿命は「酵素」が決めていた！ 薬を使わない名医が教える、病気にならない食べ物、食べ方。

P-1099